Dieses

ZYKLUS

TAGEBUCH

gehört:

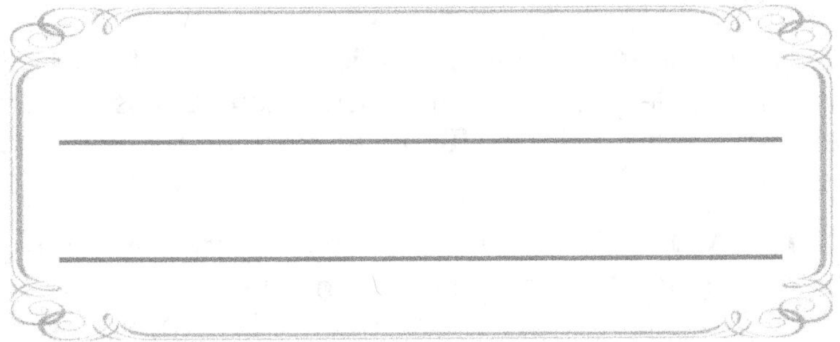

Schön, dass du dich für die Natürliche Familienplanung oder auch zur natürlichen Verhütung entschlossen hast. Als Voraussetzung für die korrekte Verwendung dieses Tagesbuches ist ein Grundwissen der NFP nötig. Als Gedankenstütze gebe ich dir hier noch einmal die wichtigsten Infos im Bezug auf die Anwendung, bitte dich aber darum dich diesbezüglich darüber hinaus zu informieren:

- **Messort:** Es ist wichtig, dass du den Messort (Mund, Scheide, After) für die Messungen über den Zyklus beibehältst, da sich sonst eventuell Abweichungen einstellen können.

- **Messzeit:** Auch die Messzeit sollte so gut wie möglich identisch bleiben. Such dir eine Messzeit aus, die du jeden Tag einhalten kannst. Am besten direkt beim Aufwachen, noch vor dem Aufstehen. Um Einflüsse der Zeit erkennen zu können, kannst du diese Eintragen.

- **Mittelschmerz:** Einige Frauen spüren in der Nähe des Eisprungs ein leichtes Ziehen im unteren Bauchbereich. Dies ist ein zusätzliches Zeichen für den Eisprung.

- **Blutung:** hier kannst du die Ausprägung deiner Blutung notieren. Entweder mit Zahlen z.B. 1-3, mit Symbolen, Buchstaben oder mit Ausmalen der Zellen. Wie es für dich am einfachsten, klarsten und schönsten ist.

- **Basaltemperatur:** Die gemessene Temperatur kannst du einfach in dem entsprechenden Kästchen markieren. Die einzelnen Punkte/Zellen kannst du auch durch Linien verbinden um die Temperaturänderungen besser visualisieren zu können.

- **Zyklustag:** Beginne mit der Aufzeichnung am besten am ersten Tag deiner Periode, was dem ersten Zyklustag entspricht.

- **Schleimstruktur:** Der Zervixschleim kann verschiedene Zustände haben. Zur Übersichtlichkeit kannst du z.B. folgende Abkürzungen verwenden:

  O   für kein Schleim

  W   für wenig Schleim, klebrig oder klumpig

  F   für Flüssig, durchsichtig oder fadenziehend

- **Muttermund-Lage und -Festigkeit:** Für den Zustand des Muttermundes kannst du ebenfalls Abkürzungen zur Vereinfachung verwenden.

  H   für Hoch   **W**   für Weich

  T   für Tief   **F**   für Fest

- **Verkehr:** Wenn du willst kannst du hier die Tage mit Geschlechts-verkehr markieren.

- **Fruchtbarkeit:** Hier kannst du deine fruchtbaren Tage markieren. Die Fruchtbarkeit in deinem Zyklus dauert nur sechs Tage an. Die höchste Fruchtbarkeit ist direkt am Tag des Eisprungs (3 Tage vor Temperaturanstieg) und drei Tage davor In dieser Zeit ist der Muttermund weich (wie die Lippen) und leicht geöffnet. Danach beginnt die unfruchtbare Zeit, nach dem Eisprung am dritten Abend der erhöhten Temperatur oder am dritten Abend, nachdem der Schleim am flüssigsten, klarsten und spinnbarsten war.

- **Besonderheiten:** Auf der linken Hälfte kannst du dir für jeden Zyklustag Besonderheiten eintragen, die dir Wichtig erscheinen, oder die Temperatur beeinflussen, wie z.B. Medikamente.

Notizen:

Zyklustag	1	2	3	4	5	6	7	8	9	10	11	12	13	14	15	16	17	18	19	20	21	22	23	24	25	26	27	28	29	30	31	32	33	34	35	36	37	38	39	40

Besonderheit

	1	2	3	4	5	6	7	8	9	10	11	12	13	14	15	16	17	18	19	20	21	22	23	24	25	26	27	28	29	30	31	32	33	34	35	36	37	38	39	40
Monat/Jahr																																								
Datum																																								
Wochentag																																								
Messzeit																																								
Mittelschmerz																																								
Blutung																																								
Basaltemperatur 38,0																																								
37,9																																								
37,8																																								
37,7																																								
37,6																																								
37,5																																								
37,4																																								
37,3																																								
37,2																																								
37,1																																								
37,0																																								
36,9																																								
36,8																																								
36,7																																								
36,6																																								
36,5																																								
36,4																																								
36,3																																								
36,2																																								
36,1																																								
36,0																																								
Zyklustag	1	2	3	4	5	6	7	8	9	10	11	12	13	14	15	16	17	18	19	20	21	22	23	24	25	26	27	28	29	30	31	32	33	34	35	36	37	38	39	40
Schleimstruktur																																								
Muttermund-Lage																																								
Mutter.-Festigkeit																																								
Verkehr																																								
Fruchtbare Tage																																								

Zyklustag	1	2	3	4	5	6	7	8	9	10	11	12	13	14	15	16	17	18	19	20	21	22	23	24	25	26	27	28	29	30	31	32	33	34	35	36	37	38	39	40

Besonderheit

	1	2	3	4	5	6	7	8	9	10	11	12	13	14	15	16	17	18	19	20	21	22	23	24	25	26	27	28	29	30	31	32	33	34	35	36	37	38	39	40
Monat/Jahr																																								
Datum																																								
Wochentag																																								
Messzeit																																								
Mittelschmerz																																								
Blutung																																								
38,0																																								
37,9																																								
37,8																																								
37,7																																								
37,6																																								
37,5																																								
37,4																																								
37,3																																								
37,2																																								
37,1																																								
37,0																																								
36,9																																								
36,8																																								
36,7																																								
36,6																																								
36,5																																								
36,4																																								
36,3																																								
36,2																																								
36,1																																								
36,0																																								
Zyklustag	1	2	3	4	5	6	7	8	9	10	11	12	13	14	15	16	17	18	19	20	21	22	23	24	25	26	27	28	29	30	31	32	33	34	35	36	37	38	39	40
Schleimstruktur																																								
Muttermund-Lage																																								
Mutter.-Festigkeit																																								
Verkehr																																								
Fruchtbare Tage																																								

The rows from 38,0 down to 36,0 are grouped under the row label **Basaltemperatur**.

Zyklustag	1	2	3	4	5	6	7	8	9	10	11	12	13	14	15	16	17	18	19	20	21	22	23	24	25	26	27	28	29	30	31	32	33	34	35	36	37	38	39	40

Besonderheit

Monat/Jahr

Datum

Wochentag

Messzeit

Mittelschmerz

Blutung

Basaltemperatur

38,0
37,9
37,8
37,7
37,6
37,5
37,4
37,3
37,2
37,1
37,0
36,9
36,8
36,7
36,6
36,5
36,4
36,3
36,2
36,1
36,0

Zyklustag: 1 2 3 4 5 6 7 8 9 10 11 12 13 14 15 16 17 18 19 20 21 22 23 24 25 26 27 28 29 30 31 32 33 34 35 36 37 38 39 40

Schleimstruktur

Muttermund-Lage

Mutter.-Festigkeit

Verkehr

Fruchtbare Tage

Zyklustag	1	2	3	4	5	6	7	8	9	10	11	12	13	14	15	16	17	18	19	20	21	22	23	24	25	26	27	28	29	30	31	32	33	34	35	36	37	38	39	40

Besonderheit

Monat/Jahr																																								
Datum																																								
Wochentag																																								
Messzeit																																								
Mittelschmerz																																								
Blutung																																								
38,0																																								
37,9																																								
37,8																																								
37,7																																								
37,6																																								
37,5																																								
37,4																																								
37,3																																								
37,2																																								
37,1																																								
37,0																																								
36,9																																								
36,8																																								
36,7																																								
36,6																																								
36,5																																								
36,4																																								
36,3																																								
36,2																																								
36,1																																								
36,0																																								
Zyklustag	1	2	3	4	5	6	7	8	9	10	11	12	13	14	15	16	17	18	19	20	21	22	23	24	25	26	27	28	29	30	31	32	33	34	35	36	37	38	39	40
Schleimstruktur																																								
Muttermund-Lage																																								
Mutter.-Festigkeit																																								
Verkehr																																								
Fruchtbare Tage																																								

Basaltemperatur

Zyklustag | 1 | 2 | 3 | 4 | 5 | 6 | 7 | 8 | 9 | 10 | 11 | 12 | 13 | 14 | 15 | 16 | 17 | 18 | 19 | 20 | 21 | 22 | 23 | 24 | 25 | 26 | 27 | 28 | 29 | 30 | 31 | 32 | 33 | 34 | 35 | 36 | 37 | 38 | 39 | 40

Besonderheit

Monat/Jahr																																								
Datum																																								
Wochentag																																								
Messzeit																																								
Mittelschmerz																																								
Blutung																																								
38,0																																								
37,9																																								
37,8																																								
37,7																																								
37,6																																								
37,5																																								
37,4																																								
37,3																																								
37,2																																								
37,1																																								
37,0																																								
36,9																																								
36,8																																								
36,7																																								
36,6																																								
36,5																																								
36,4																																								
36,3																																								
36,2																																								
36,1																																								
36,0																																								
Zyklustag	1	2	3	4	5	6	7	8	9	10	11	12	13	14	15	16	17	18	19	20	21	22	23	24	25	26	27	28	29	30	31	32	33	34	35	36	37	38	39	40
Schleimstruktur																																								
Muttermund-Lage																																								
Mutter.-Festigkeit																																								
Verkehr																																								
Fruchtbare Tage																																								

Basaltemperatur

Besonderheit

Zyklustag	1	2	3	4	5	6	7	8	9	10	11	12	13	14	15	16	17	18	19	20	21	22	23	24	25	26	27	28	29	30	31	32	33	34	35	36	37	38	39	40

	1	2	3	4	5	6	7	8	9	10	11	12	13	14	15	16	17	18	19	20	21	22	23	24	25	26	27	28	29	30	31	32	33	34	35	36	37	38	39	40
Monat/Jahr																																								
Datum																																								
Wochentag																																								
Messzeit																																								
Mittelschmerz																																								
Blutung																																								
38,0																																								
37,9																																								
37,8																																								
37,7																																								
37,6																																								
37,5																																								
37,4																																								
37,3																																								
37,2																																								
37,1																																								
37,0																																								
36,9																																								
36,8																																								
36,7																																								
36,6																																								
36,5																																								
36,4																																								
36,3																																								
36,2																																								
36,1																																								
36,0																																								
Zyklustag	1	2	3	4	5	6	7	8	9	10	11	12	13	14	15	16	17	18	19	20	21	22	23	24	25	26	27	28	29	30	31	32	33	34	35	36	37	38	39	40
Schleimstruktur																																								
Muttermund-Lage																																								
Mutter.-Festigkeit																																								
Verkehr																																								
Fruchtbare Tage																																								

The temperature rows (38,0 through 36,0) are grouped under the label **Basaltemperatur**.

Zyklustag	1	2	3	4	5	6	7	8	9	10	11	12	13	14	15	16	17	18	19	20	21	22	23	24	25	26	27	28	29	30	31	32	33	34	35	36	37	38	39	40

Besonderheit

Monat/Jahr																																								
Datum																																								
Wochentag																																								
Messzeit																																								
Mittelschmerz																																								
Blutung																																								
38,0																																								
37,9																																								
37,8																																								
37,7																																								
37,6																																								
37,5																																								
37,4																																								
37,3																																								
37,2																																								
37,1																																								
37,0																																								
36,9																																								
36,8																																								
36,7																																								
36,6																																								
36,5																																								
36,4																																								
36,3																																								
36,2																																								
36,1																																								
36,0																																								
Zyklustag	1	2	3	4	5	6	7	8	9	10	11	12	13	14	15	16	17	18	19	20	21	22	23	24	25	26	27	28	29	30	31	32	33	34	35	36	37	38	39	40
Schleimstruktur																																								
Muttermund-Lage																																								
Mutter.-Festigkeit																																								
Verkehr																																								
Fruchtbare Tage																																								

Basaltemperatur

Zyklustag	1	2	3	4	5	6	7	8	9	10	11	12	13	14	15	16	17	18	19	20	21	22	23	24	25	26	27	28	29	30	31	32	33	34	35	36	37	38	39	40

Besonderheit

Monat/Jahr

Datum

Wochentag

Messzeit

Mittelschmerz

Blutung

Basaltemperatur

38,0
37,9
37,8
37,7
37,6
37,5
37,4
37,3
37,2
37,1
37,0
36,9
36,8
36,7
36,6
36,5
36,4
36,3
36,2
36,1
36,0

Zyklustag: 1 2 3 4 5 6 7 8 9 10 11 12 13 14 15 16 17 18 19 20 21 22 23 24 25 26 27 28 29 30 31 32 33 34 35 36 37 38 39 40

Schleimstruktur

Muttermund-Lage

Mutter.-Festigkeit

Verkehr

Fruchtbare Tage

Zyklustag 1 2 3 4 5 6 7 8 9 10 11 12 13 14 15 16 17 18 19 20 21 22 23 24 25 26 27 28 29 30 31 32 33 34 35 36 37 38 39 40

Besonderheit

	1	2	3	4	5	6	7	8	9	10	11	12	13	14	15	16	17	18	19	20	21	22	23	24	25	26	27	28	29	30	31	32	33	34	35	36	37	38	39	40
Monat/Jahr																																									
Datum																																									
Wochentag																																									
Messzeit																																									
Mittelschmerz																																									
Blutung																																									
Basaltemperatur 38,0																																									
37,9																																									
37,8																																									
37,7																																									
37,6																																									
37,5																																									
37,4																																									
37,3																																									
37,2																																									
37,1																																									
37,0																																									
36,9																																									
36,8																																									
36,7																																									
36,6																																									
36,5																																									
36,4																																									
36,3																																									
36,2																																									
36,1																																									
36,0																																									
Zyklustag	1	2	3	4	5	6	7	8	9	10	11	12	13	14	15	16	17	18	19	20	21	22	23	24	25	26	27	28	29	30	31	32	33	34	35	36	37	38	39	40
Schleimstruktur																																									
Muttermund-Lage																																									
Mutter.-Festigkeit																																									
Verkehr																																									
Fruchtbare Tage																																									

Zyklustag 1 2 3 4 5 6 7 8 9 10 11 12 13 14 15 16 17 18 19 20 21 22 23 24 25 26 27 28 29 30 31 32 33 34 35 36 37 38 39 40

Besonderheit

	1	2	3	4	5	6	7	8	9	10	11	12	13	14	15	16	17	18	19	20	21	22	23	24	25	26	27	28	29	30	31	32	33	34	35	36	37	38	39	40
Monat/Jahr																																								
Datum																																								
Wochentag																																								
Messzeit																																								
Mittelschmerz																																								
Blutung																																								
Basaltemperatur 38,0																																								
Basaltemperatur 37,9																																								
Basaltemperatur 37,8																																								
Basaltemperatur 37,7																																								
Basaltemperatur 37,6																																								
Basaltemperatur 37,5																																								
Basaltemperatur 37,4																																								
Basaltemperatur 37,3																																								
Basaltemperatur 37,2																																								
Basaltemperatur 37,1																																								
Basaltemperatur 37,0																																								
Basaltemperatur 36,9																																								
Basaltemperatur 36,8																																								
Basaltemperatur 36,7																																								
Basaltemperatur 36,6																																								
Basaltemperatur 36,5																																								
Basaltemperatur 36,4																																								
Basaltemperatur 36,3																																								
Basaltemperatur 36,2																																								
Basaltemperatur 36,1																																								
Basaltemperatur 36,0																																								
Zyklustag	1	2	3	4	5	6	7	8	9	10	11	12	13	14	15	16	17	18	19	20	21	22	23	24	25	26	27	28	29	30	31	32	33	34	35	36	37	38	39	40
Schleimstruktur																																								
Muttermund-Lage																																								
Mutter.-Festigkeit																																								
Verkehr																																								
Fruchtbare Tage																																								

Zyklustag	1	2	3	4	5	6	7	8	9	10	11	12	13	14	15	16	17	18	19	20	21	22	23	24	25	26	27	28	29	30	31	32	33	34	35	36	37	38	39	40

Besonderheit

	1	2	3	4	5	6	7	8	9	10	11	12	13	14	15	16	17	18	19	20	21	22	23	24	25	26	27	28	29	30	31	32	33	34	35	36	37	38	39	40
Monat/Jahr																																								
Datum																																								
Wochentag																																								
Messzeit																																								
Mittelschmerz																																								
Blutung																																								
Basaltemperatur 38,0																																								
37,9																																								
37,8																																								
37,7																																								
37,6																																								
37,5																																								
37,4																																								
37,3																																								
37,2																																								
37,1																																								
37,0																																								
36,9																																								
36,8																																								
36,7																																								
36,6																																								
36,5																																								
36,4																																								
36,3																																								
36,2																																								
36,1																																								
36,0																																								
Zyklustag	1	2	3	4	5	6	7	8	9	10	11	12	13	14	15	16	17	18	19	20	21	22	23	24	25	26	27	28	29	30	31	32	33	34	35	36	37	38	39	40
Schleimstruktur																																								
Muttermund-Lage																																								
Mutter.-Festigkeit																																								
Verkehr																																								
Fruchtbare Tage																																								

Zyklustag | 1 | 2 | 3 | 4 | 5 | 6 | 7 | 8 | 9 | 10 | 11 | 12 | 13 | 14 | 15 | 16 | 17 | 18 | 19 | 20 | 21 | 22 | 23 | 24 | 25 | 26 | 27 | 28 | 29 | 30 | 31 | 32 | 33 | 34 | 35 | 36 | 37 | 38 | 39 | 40

Besonderheit

	1	2	3	4	5	6	7	8	9	10	11	12	13	14	15	16	17	18	19	20	21	22	23	24	25	26	27	28	29	30	31	32	33	34	35	36	37	38	39	40
Monat/Jahr																																									
Datum																																									
Wochentag																																									
Messzeit																																									
Mittelschmerz																																									
Blutung																																									
38,0																																									
37,9																																									
37,8																																									
37,7																																									
37,6																																									
37,5																																									
37,4																																									
37,3																																									
37,2																																									
37,1																																									
37,0																																									
36,9																																									
36,8																																									
36,7																																									
36,6																																									
36,5																																									
36,4																																									
36,3																																									
36,2																																									
36,1																																									
36,0																																									
Zyklustag	1	2	3	4	5	6	7	8	9	10	11	12	13	14	15	16	17	18	19	20	21	22	23	24	25	26	27	28	29	30	31	32	33	34	35	36	37	38	39	40
Schleimstruktur																																									
Muttermund-Lage																																									
Mutter.-Festigkeit																																									
Verkehr																																									
Fruchtbare Tage																																									

Basaltemperatur

Zyklustag	1	2	3	4	5	6	7	8	9	10	11	12	13	14	15	16	17	18	19	20	21	22	23	24	25	26	27	28	29	30	31	32	33	34	35	36	37	38	39	40

Besonderheit

	1	2	3	4	5	6	7	8	9	10	11	12	13	14	15	16	17	18	19	20	21	22	23	24	25	26	27	28	29	30	31	32	33	34	35	36	37	38	39	40
Monat/Jahr																																								
Datum																																								
Wochentag																																								
Messzeit																																								
Mittelschmerz																																								
Blutung																																								
38,0																																								
37,9																																								
37,8																																								
37,7																																								
37,6																																								
37,5																																								
37,4																																								
37,3																																								
37,2																																								
37,1																																								
37,0																																								
36,9																																								
36,8																																								
36,7																																								
36,6																																								
36,5																																								
36,4																																								
36,3																																								
36,2																																								
36,1																																								
36,0																																								
Zyklustag	1	2	3	4	5	6	7	8	9	10	11	12	13	14	15	16	17	18	19	20	21	22	23	24	25	26	27	28	29	30	31	32	33	34	35	36	37	38	39	40
Schleimstruktur																																								
Muttermund-Lage																																								
Mutter.-Festigkeit																																								
Verkehr																																								
Fruchtbare Tage																																								

The rows 38,0 through 36,0 are grouped under the vertical label **Basaltemperatur**.

Zyklustag 1 2 3 4 5 6 7 8 9 10 11 12 13 14 15 16 17 18 19 20 21 22 23 24 25 26 27 28 29 30 31 32 33 34 35 36 37 38 39 40

Besonderheit

Monat/Jahr																																									
Datum																																									
Wochentag																																									
Messzeit																																									
Mittelschmerz																																									
Blutung																																									
Basaltemperatur 38,0																																									
37,9																																									
37,8																																									
37,7																																									
37,6																																									
37,5																																									
37,4																																									
37,3																																									
37,2																																									
37,1																																									
37,0																																									
36,9																																									
36,8																																									
36,7																																									
36,6																																									
36,5																																									
36,4																																									
36,3																																									
36,2																																									
36,1																																									
36,0																																									
Zyklustag	1	2	3	4	5	6	7	8	9	10	11	12	13	14	15	16	17	18	19	20	21	22	23	24	25	26	27	28	29	30	31	32	33	34	35	36	37	38	39	40
Schleimstruktur																																									
Muttermund-Lage																																									
Mutter.-Festigkeit																																									
Verkehr																																									
Fruchtbare Tage																																									

Zyklustag	1	2	3	4	5	6	7	8	9	10	11	12	13	14	15	16	17	18	19	20	21	22	23	24	25	26	27	28	29	30	31	32	33	34	35	36	37	38	39	40

Besonderheit

	1	2	3	4	5	6	7	8	9	10	11	12	13	14	15	16	17	18	19	20	21	22	23	24	25	26	27	28	29	30	31	32	33	34	35	36	37	38	39	40
Monat/Jahr																																								
Datum																																								
Wochentag																																								
Messzeit																																								
Mittelschmerz																																								
Blutung																																								
Basaltemperatur 38,0																																								
37,9																																								
37,8																																								
37,7																																								
37,6																																								
37,5																																								
37,4																																								
37,3																																								
37,2																																								
37,1																																								
37,0																																								
36,9																																								
36,8																																								
36,7																																								
36,6																																								
36,5																																								
36,4																																								
36,3																																								
36,2																																								
36,1																																								
36,0																																								
Zyklustag	1	2	3	4	5	6	7	8	9	10	11	12	13	14	15	16	17	18	19	20	21	22	23	24	25	26	27	28	29	30	31	32	33	34	35	36	37	38	39	40
Schleimstruktur																																								
Muttermund-Lage																																								
Mutter.-Festigkeit																																								
Verkehr																																								
Fruchtbare Tage																																								

Zyklustag | 1 | 2 | 3 | 4 | 5 | 6 | 7 | 8 | 9 | 10 | 11 | 12 | 13 | 14 | 15 | 16 | 17 | 18 | 19 | 20 | 21 | 22 | 23 | 24 | 25 | 26 | 27 | 28 | 29 | 30 | 31 | 32 | 33 | 34 | 35 | 36 | 37 | 38 | 39 | 40

Besonderheit

| Monat/Jahr |
| Datum |
| Wochentag |
| Messzeit |
| Mittelschmerz |
| Blutung |

Basaltemperatur

38,0
37,9
37,8
37,7
37,6
37,5
37,4
37,3
37,2
37,1
37,0
36,9
36,8
36,7
36,6
36,5
36,4
36,3
36,2
36,1
36,0

| Zyklustag | 1 | 2 | 3 | 4 | 5 | 6 | 7 | 8 | 9 | 10 | 11 | 12 | 13 | 14 | 15 | 16 | 17 | 18 | 19 | 20 | 21 | 22 | 23 | 24 | 25 | 26 | 27 | 28 | 29 | 30 | 31 | 32 | 33 | 34 | 35 | 36 | 37 | 38 | 39 | 40 |

| Schleimstruktur |
| Muttermund-Lage |
| Mutter.-Festigkeit |
| Verkehr |
| Fruchtbare Tage |

Zyklustag	1	2	3	4	5	6	7	8	9	10	11	12	13	14	15	16	17	18	19	20	21	22	23	24	25	26	27	28	29	30	31	32	33	34	35	36	37	38	39	40

Besonderheit

	1	2	3	4	5	6	7	8	9	10	11	12	13	14	15	16	17	18	19	20	21	22	23	24	25	26	27	28	29	30	31	32	33	34	35	36	37	38	39	40
Monat/Jahr																																								
Datum																																								
Wochentag																																								
Messzeit																																								
Mittelschmerz																																								
Blutung																																								
Basaltemperatur 38,0																																								
37,9																																								
37,8																																								
37,7																																								
37,6																																								
37,5																																								
37,4																																								
37,3																																								
37,2																																								
37,1																																								
37,0																																								
36,9																																								
36,8																																								
36,7																																								
36,6																																								
36,5																																								
36,4																																								
36,3																																								
36,2																																								
36,1																																								
36,0																																								
Zyklustag	1	2	3	4	5	6	7	8	9	10	11	12	13	14	15	16	17	18	19	20	21	22	23	24	25	26	27	28	29	30	31	32	33	34	35	36	37	38	39	40
Schleimstruktur																																								
Muttermund-Lage																																								
Mutter.-Festigkeit																																								
Verkehr																																								
Fruchtbare Tage																																								

Zyklustag	1	2	3	4	5	6	7	8	9	10	11	12	13	14	15	16	17	18	19	20	21	22	23	24	25	26	27	28	29	30	31	32	33	34	35	36	37	38	39	40

Besonderheit

	1	2	3	4	5	6	7	8	9	10	11	12	13	14	15	16	17	18	19	20	21	22	23	24	25	26	27	28	29	30	31	32	33	34	35	36	37	38	39	40
Monat/Jahr																																									
Datum																																									
Wochentag																																									
Messzeit																																									
Mittelschmerz																																									
Blutung																																									
38,0																																									
37,9																																									
37,8																																									
37,7																																									
37,6																																									
37,5																																									
37,4																																									
37,3																																									
37,2																																									
37,1																																									
37,0																																									
36,9																																									
36,8																																									
36,7																																									
36,6																																									
36,5																																									
36,4																																									
36,3																																									
36,2																																									
36,1																																									
36,0																																									
Zyklustag	1	2	3	4	5	6	7	8	9	10	11	12	13	14	15	16	17	18	19	20	21	22	23	24	25	26	27	28	29	30	31	32	33	34	35	36	37	38	39	40
Schleimstruktur																																									
Muttermund-Lage																																									
Mutter.-Festigkeit																																									
Verkehr																																									
Fruchtbare Tage																																									

Basaltemperatur

Zyklustag 1 2 3 4 5 6 7 8 9 10 11 12 13 14 15 16 17 18 19 20 21 22 23 24 25 26 27 28 29 30 31 32 33 34 35 36 37 38 39 40

Besonderheit

	1	2	3	4	5	6	7	8	9	10	11	12	13	14	15	16	17	18	19	20	21	22	23	24	25	26	27	28	29	30	31	32	33	34	35	36	37	38	39	40
Monat/Jahr																																								
Datum																																								
Wochentag																																								
Messzeit																																								
Mittelschmerz																																								
Blutung																																								
Basaltemperatur 38,0																																								
37,9																																								
37,8																																								
37,7																																								
37,6																																								
37,5																																								
37,4																																								
37,3																																								
37,2																																								
37,1																																								
37,0																																								
36,9																																								
36,8																																								
36,7																																								
36,6																																								
36,5																																								
36,4																																								
36,3																																								
36,2																																								
36,1																																								
36,0																																								
Zyklustag	1	2	3	4	5	6	7	8	9	10	11	12	13	14	15	16	17	18	19	20	21	22	23	24	25	26	27	28	29	30	31	32	33	34	35	36	37	38	39	40
Schleimstruktur																																								
Muttermund-Lage																																								
Mutter.-Festigkeit																																								
Verkehr																																								
Fruchtbare Tage																																								

Zyklustag	1	2	3	4	5	6	7	8	9	10	11	12	13	14	15	16	17	18	19	20	21	22	23	24	25	26	27	28	29	30	31	32	33	34	35	36	37	38	39	40
Besonderheit																																								

	Zyklustag	1	2	3	4	5	6	7	8	9	10	11	12	13	14	15	16	17	18	19	20	21	22	23	24	25	26	27	28	29	30	31	32	33	34	35	36	37	38	39	40

Monat/Jahr

Datum

Wochentag

Messzeit

Mittelschmerz

Blutung

Basaltemperatur

38,0
37,9
37,8
37,7
37,6
37,5
37,4
37,3
37,2
37,1
37,0
36,9
36,8
36,7
36,6
36,5
36,4
36,3
36,2
36,1
36,0

Zyklustag

Schleimstruktur

Muttermund-Lage

Mutter.-Festigkeit

Verkehr

Fruchtbare Tage

Zyklustag	1	2	3	4	5	6	7	8	9	10	11	12	13	14	15	16	17	18	19	20	21	22	23	24	25	26	27	28	29	30	31	32	33	34	35	36	37	38	39	40

Besonderheit

	1	2	3	4	5	6	7	8	9	10	11	12	13	14	15	16	17	18	19	20	21	22	23	24	25	26	27	28	29	30	31	32	33	34	35	36	37	38	39	40
Monat/Jahr																																									
Datum																																									
Wochentag																																									
Messzeit																																									
Mittelschmerz																																									
Blutung																																									
38,0																																									
37,9																																									
37,8																																									
37,7																																									
37,6																																									
37,5																																									
37,4																																									
37,3																																									
37,2																																									
37,1																																									
37,0																																									
36,9																																									
36,8																																									
36,7																																									
36,6																																									
36,5																																									
36,4																																									
36,3																																									
36,2																																									
36,1																																									
36,0																																									
Zyklustag	1	2	3	4	5	6	7	8	9	10	11	12	13	14	15	16	17	18	19	20	21	22	23	24	25	26	27	28	29	30	31	32	33	34	35	36	37	38	39	40
Schleimstruktur																																									
Muttermund-Lage																																									
Mutter.-Festigkeit																																									
Verkehr																																									
Fruchtbare Tage																																									

The temperature rows (38,0 down to 36,0) are grouped under the vertical label **Basaltemperatur**.

Zyklustag	1	2	3	4	5	6	7	8	9	10	11	12	13	14	15	16	17	18	19	20	21	22	23	24	25	26	27	28	29	30	31	32	33	34	35	36	37	38	39	40

Besonderheit

Monat/Jahr																																									
Datum																																									
Wochentag																																									
Messzeit																																									
Mittelschmerz																																									
Blutung																																									
38,0																																									
37,9																																									
37,8																																									
37,7																																									
37,6																																									
37,5																																									
37,4																																									
37,3																																									
37,2																																									
37,1																																									
37,0																																									
36,9																																									
36,8																																									
36,7																																									
36,6																																									
36,5																																									
36,4																																									
36,3																																									
36,2																																									
36,1																																									
36,0																																									
Zyklustag	1	2	3	4	5	6	7	8	9	10	11	12	13	14	15	16	17	18	19	20	21	22	23	24	25	26	27	28	29	30	31	32	33	34	35	36	37	38	39	40
Schleimstruktur																																									
Muttermund-Lage																																									
Mutter.-Festigkeit																																									
Verkehr																																									
Fruchtbare Tage																																									

Basaltemperatur

Zyklustag 1 2 3 4 5 6 7 8 9 10 11 12 13 14 15 16 17 18 19 20 21 22 23 24 25 26 27 28 29 30 31 32 33 34 35 36 37 38 39 40

Besonderheit

	1	2	3	4	5	6	7	8	9	10	11	12	13	14	15	16	17	18	19	20	21	22	23	24	25	26	27	28	29	30	31	32	33	34	35	36	37	38	39	40
Monat/Jahr																																								
Datum																																								
Wochentag																																								
Messzeit																																								
Mittelschmerz																																								
Blutung																																								
38,0																																								
37,9																																								
37,8																																								
37,7																																								
37,6																																								
37,5																																								
37,4																																								
37,3																																								
37,2																																								
37,1																																								
37,0																																								
36,9																																								
36,8																																								
36,7																																								
36,6																																								
36,5																																								
36,4																																								
36,3																																								
36,2																																								
36,1																																								
36,0																																								
Zyklustag	1	2	3	4	5	6	7	8	9	10	11	12	13	14	15	16	17	18	19	20	21	22	23	24	25	26	27	28	29	30	31	32	33	34	35	36	37	38	39	40
Schleimstruktur																																								
Muttermund-Lage																																								
Mutter.-Festigkeit																																								
Verkehr																																								
Fruchtbare Tage																																								

The temperature rows (38,0 down to 36,0) are grouped under the vertical label **Basaltemperatur**.

Zyklustag	1	2	3	4	5	6	7	8	9	10	11	12	13	14	15	16	17	18	19	20	21	22	23	24	25	26	27	28	29	30	31	32	33	34	35	36	37	38	39	40

Besonderheit

	1	2	3	4	5	6	7	8	9	10	11	12	13	14	15	16	17	18	19	20	21	22	23	24	25	26	27	28	29	30	31	32	33	34	35	36	37	38	39	40
Monat/Jahr																																									
Datum																																									
Wochentag																																									
Messzeit																																									
Mittelschmerz																																									
Blutung																																									
38,0																																									
37,9																																									
37,8																																									
37,7																																									
37,6																																									
37,5																																									
37,4																																									
37,3																																									
37,2																																									
37,1																																									
37,0																																									
36,9																																									
36,8																																									
36,7																																									
36,6																																									
36,5																																									
36,4																																									
36,3																																									
36,2																																									
36,1																																									
36,0																																									
Zyklustag	1	2	3	4	5	6	7	8	9	10	11	12	13	14	15	16	17	18	19	20	21	22	23	24	25	26	27	28	29	30	31	32	33	34	35	36	37	38	39	40
Schleimstruktur																																									
Muttermund-Lage																																									
Mutter.-Festigkeit																																									
Verkehr																																									
Fruchtbare Tage																																									

The rows 38,0 through 36,0 are grouped under the label **Basaltemperatur**.

Zyklustag	1	2	3	4	5	6	7	8	9	10	11	12	13	14	15	16	17	18	19	20	21	22	23	24	25	26	27	28	29	30	31	32	33	34	35	36	37	38	39	40

Besonderheit

Monat/Jahr																																									
Datum																																									
Wochentag																																									
Messzeit																																									
Mittelschmerz																																									
Blutung																																									
Basaltemperatur 38,0																																									
37,9																																									
37,8																																									
37,7																																									
37,6																																									
37,5																																									
37,4																																									
37,3																																									
37,2																																									
37,1																																									
37,0																																									
36,9																																									
36,8																																									
36,7																																									
36,6																																									
36,5																																									
36,4																																									
36,3																																									
36,2																																									
36,1																																									
36,0																																									
Zyklustag	1	2	3	4	5	6	7	8	9	10	11	12	13	14	15	16	17	18	19	20	21	22	23	24	25	26	27	28	29	30	31	32	33	34	35	36	37	38	39	40
Schleimstruktur																																									
Muttermund-Lage																																									
Mutter.-Festigkeit																																									
Verkehr																																									
Fruchtbare Tage																																									

Zyklustag	1	2	3	4	5	6	7	8	9	10	11	12	13	14	15	16	17	18	19	20	21	22	23	24	25	26	27	28	29	30	31	32	33	34	35	36	37	38	39	40

Besonderheit

	1	2	3	4	5	6	7	8	9	10	11	12	13	14	15	16	17	18	19	20	21	22	23	24	25	26	27	28	29	30	31	32	33	34	35	36	37	38	39	40
Monat/Jahr																																								
Datum																																								
Wochentag																																								
Messzeit																																								
Mittelschmerz																																								
Blutung																																								
Basaltemperatur 38,0																																								
37,9																																								
37,8																																								
37,7																																								
37,6																																								
37,5																																								
37,4																																								
37,3																																								
37,2																																								
37,1																																								
37,0																																								
36,9																																								
36,8																																								
36,7																																								
36,6																																								
36,5																																								
36,4																																								
36,3																																								
36,2																																								
36,1																																								
36,0																																								
Zyklustag	1	2	3	4	5	6	7	8	9	10	11	12	13	14	15	16	17	18	19	20	21	22	23	24	25	26	27	28	29	30	31	32	33	34	35	36	37	38	39	40
Schleimstruktur																																								
Muttermund-Lage																																								
Mutter.-Festigkeit																																								
Verkehr																																								
Fruchtbare Tage																																								

Zyklustag	1	2	3	4	5	6	7	8	9	10	11	12	13	14	15	16	17	18	19	20	21	22	23	24	25	26	27	28	29	30	31	32	33	34	35	36	37	38	39	40

Besonderheit

	1	2	3	4	5	6	7	8	9	10	11	12	13	14	15	16	17	18	19	20	21	22	23	24	25	26	27	28	29	30	31	32	33	34	35	36	37	38	39	40
Monat/Jahr																																									
Datum																																									
Wochentag																																									
Messzeit																																									
Mittelschmerz																																									
Blutung																																									
Basaltemperatur 38,0																																									
37,9																																									
37,8																																									
37,7																																									
37,6																																									
37,5																																									
37,4																																									
37,3																																									
37,2																																									
37,1																																									
37,0																																									
36,9																																									
36,8																																									
36,7																																									
36,6																																									
36,5																																									
36,4																																									
36,3																																									
36,2																																									
36,1																																									
36,0																																									
Zyklustag	1	2	3	4	5	6	7	8	9	10	11	12	13	14	15	16	17	18	19	20	21	22	23	24	25	26	27	28	29	30	31	32	33	34	35	36	37	38	39	40
Schleimstruktur																																									
Muttermund-Lage																																									
Mutter.-Festigkeit																																									
Verkehr																																									
Fruchtbare Tage																																									

Zyklustag	1	2	3	4	5	6	7	8	9	10	11	12	13	14	15	16	17	18	19	20	21	22	23	24	25	26	27	28	29	30	31	32	33	34	35	36	37	38	39	40

Besonderheit

	1	2	3	4	5	6	7	8	9	10	11	12	13	14	15	16	17	18	19	20	21	22	23	24	25	26	27	28	29	30	31	32	33	34	35	36	37	38	39	40
Monat/Jahr																																								
Datum																																								
Wochentag																																								
Messzeit																																								
Mittelschmerz																																								
Blutung																																								
Basaltemperatur 38,0																																								
37,9																																								
37,8																																								
37,7																																								
37,6																																								
37,5																																								
37,4																																								
37,3																																								
37,2																																								
37,1																																								
37,0																																								
36,9																																								
36,8																																								
36,7																																								
36,6																																								
36,5																																								
36,4																																								
36,3																																								
36,2																																								
36,1																																								
36,0																																								
Zyklustag	1	2	3	4	5	6	7	8	9	10	11	12	13	14	15	16	17	18	19	20	21	22	23	24	25	26	27	28	29	30	31	32	33	34	35	36	37	38	39	40
Schleimstruktur																																								
Muttermund-Lage																																								
Mutter.-Festigkeit																																								
Verkehr																																								
Fruchtbare Tage																																								

Zyklustag	1	2	3	4	5	6	7	8	9	10	11	12	13	14	15	16	17	18	19	20	21	22	23	24	25	26	27	28	29	30	31	32	33	34	35	36	37	38	39	40

Besonderheit

	1	2	3	4	5	6	7	8	9	10	11	12	13	14	15	16	17	18	19	20	21	22	23	24	25	26	27	28	29	30	31	32	33	34	35	36	37	38	39	40
Monat/Jahr																																								
Datum																																								
Wochentag																																								
Messzeit																																								
Mittelschmerz																																								
Blutung																																								
38,0																																								
37,9																																								
37,8																																								
37,7																																								
37,6																																								
37,5																																								
37,4																																								
37,3																																								
37,2																																								
37,1																																								
37,0																																								
36,9																																								
36,8																																								
36,7																																								
36,6																																								
36,5																																								
36,4																																								
36,3																																								
36,2																																								
36,1																																								
36,0																																								
Zyklustag	1	2	3	4	5	6	7	8	9	10	11	12	13	14	15	16	17	18	19	20	21	22	23	24	25	26	27	28	29	30	31	32	33	34	35	36	37	38	39	40
Schleimstruktur																																								
Muttermund-Lage																																								
Mutter.-Festigkeit																																								
Verkehr																																								
Fruchtbare Tage																																								

The rows 38,0 through 36,0 are grouped under the label **Basaltemperatur**.

Zyklustag	1	2	3	4	5	6	7	8	9	10	11	12	13	14	15	16	17	18	19	20	21	22	23	24	25	26	27	28	29	30	31	32	33	34	35	36	37	38	39	40

Besonderheit

		1	2	3	4	5	6	7	8	9	10	11	12	13	14	15	16	17	18	19	20	21	22	23	24	25	26	27	28	29	30	31	32	33	34	35	36	37	38	39	40
	Monat/Jahr																																									
	Datum																																									
	Wochentag																																									
	Messzeit																																									
	Mittelschmerz																																									
	Blutung																																									
Basaltemperatur	38,0																																									
	37,9																																									
	37,8																																									
	37,7																																									
	37,6																																									
	37,5																																									
	37,4																																									
	37,3																																									
	37,2																																									
	37,1																																									
	37,0																																									
	36,9																																									
	36,8																																									
	36,7																																									
	36,6																																									
	36,5																																									
	36,4																																									
	36,3																																									
	36,2																																									
	36,1																																									
	36,0																																									
	Zyklustag	1	2	3	4	5	6	7	8	9	10	11	12	13	14	15	16	17	18	19	20	21	22	23	24	25	26	27	28	29	30	31	32	33	34	35	36	37	38	39	40
	Schleimstruktur																																									
	Muttermund-Lage																																									
	Mutter.-Festigkeit																																									
	Verkehr																																									
	Fruchtbare Tage																																									

Zyklustag	1	2	3	4	5	6	7	8	9	10	11	12	13	14	15	16	17	18	19	20	21	22	23	24	25	26	27	28	29	30	31	32	33	34	35	36	37	38	39	40

Besonderheit

	1	2	3	4	5	6	7	8	9	10	11	12	13	14	15	16	17	18	19	20	21	22	23	24	25	26	27	28	29	30	31	32	33	34	35	36	37	38	39	40
Monat/Jahr																																									
Datum																																									
Wochentag																																									
Messzeit																																									
Mittelschmerz																																									
Blutung																																									
38,0																																									
37,9																																									
37,8																																									
37,7																																									
37,6																																									
37,5																																									
37,4																																									
37,3																																									
37,2																																									
37,1																																									
37,0																																									
36,9																																									
36,8																																									
36,7																																									
36,6																																									
36,5																																									
36,4																																									
36,3																																									
36,2																																									
36,1																																									
36,0																																									
Zyklustag	1	2	3	4	5	6	7	8	9	10	11	12	13	14	15	16	17	18	19	20	21	22	23	24	25	26	27	28	29	30	31	32	33	34	35	36	37	38	39	40
Schleimstruktur																																									
Muttermund-Lage																																									
Mutter.-Festigkeit																																									
Verkehr																																									
Fruchtbare Tage																																									

The temperature rows (38,0 – 36,0) are grouped under the vertical label **Basaltemperatur**.

Zyklustag	1	2	3	4	5	6	7	8	9	10	11	12	13	14	15	16	17	18	19	20	21	22	23	24	25	26	27	28	29	30	31	32	33	34	35	36	37	38	39	40

Besonderheit

	1	2	3	4	5	6	7	8	9	10	11	12	13	14	15	16	17	18	19	20	21	22	23	24	25	26	27	28	29	30	31	32	33	34	35	36	37	38	39	40
Monat/Jahr																																								
Datum																																								
Wochentag																																								
Messzeit																																								
Mittelschmerz																																								
Blutung																																								
38,0																																								
37,9																																								
37,8																																								
37,7																																								
37,6																																								
37,5																																								
37,4																																								
37,3																																								
37,2																																								
37,1																																								
37,0																																								
36,9																																								
36,8																																								
36,7																																								
36,6																																								
36,5																																								
36,4																																								
36,3																																								
36,2																																								
36,1																																								
36,0																																								
Zyklustag	1	2	3	4	5	6	7	8	9	10	11	12	13	14	15	16	17	18	19	20	21	22	23	24	25	26	27	28	29	30	31	32	33	34	35	36	37	38	39	40
Schleimstruktur																																								
Muttermund-Lage																																								
Mutter.-Festigkeit																																								
Verkehr																																								
Fruchtbare Tage																																								

The temperature rows (38,0 to 36,0) are grouped under the label **Basaltemperatur**.

Zyklustag	1	2	3	4	5	6	7	8	9	10	11	12	13	14	15	16	17	18	19	20	21	22	23	24	25	26	27	28	29	30	31	32	33	34	35	36	37	38	39	40

Besonderheit

	Zyklustag	1	2	3	4	5	6	7	8	9	10	11	12	13	14	15	16	17	18	19	20	21	22	23	24	25	26	27	28	29	30	31	32	33	34	35	36	37	38	39	40
	Monat/Jahr																																								
	Datum																																								
	Wochentag																																								
	Messzeit																																								
	Mittelschmerz																																								
	Blutung																																								
Basaltemperatur	38,0																																								
	37,9																																								
	37,8																																								
	37,7																																								
	37,6																																								
	37,5																																								
	37,4																																								
	37,3																																								
	37,2																																								
	37,1																																								
	37,0																																								
	36,9																																								
	36,8																																								
	36,7																																								
	36,6																																								
	36,5																																								
	36,4																																								
	36,3																																								
	36,2																																								
	36,1																																								
	36,0																																								
	Schleimstruktur																																								
	Muttermund-Lage																																								
	Mutter.-Festigkeit																																								
	Verkehr																																								
	Fruchtbare Tage																																								

Zyklustag 1 2 3 4 5 6 7 8 9 10 11 12 13 14 15 16 17 18 19 20 21 22 23 24 25 26 27 28 29 30 31 32 33 34 35 36 37 38 39 40

Besonderheit

Monat/Jahr

Datum

Wochentag

Messzeit

Mittelschmerz

Blutung

Basaltemperatur

38,0
37,9
37,8
37,7
37,6
37,5
37,4
37,3
37,2
37,1
37,0
36,9
36,8
36,7
36,6
36,5
36,4
36,3
36,2
36,1
36,0

Zyklustag: 1 2 3 4 5 6 7 8 9 10 11 12 13 14 15 16 17 18 19 20 21 22 23 24 25 26 27 28 29 30 31 32 33 34 35 36 37 38 39 40

Schleimstruktur

Muttermund-Lage

Mutter.-Festigkeit

Verkehr

Fruchtbare Tage

Zyklustag	1	2	3	4	5	6	7	8	9	10	11	12	13	14	15	16	17	18	19	20	21	22	23	24	25	26	27	28	29	30	31	32	33	34	35	36	37	38	39	40

Besonderheit

Monat/Jahr																																								
Datum																																								
Wochentag																																								
Messzeit																																								
Mittelschmerz																																								
Blutung																																								
Basaltemperatur 38,0																																								
37,9																																								
37,8																																								
37,7																																								
37,6																																								
37,5																																								
37,4																																								
37,3																																								
37,2																																								
37,1																																								
37,0																																								
36,9																																								
36,8																																								
36,7																																								
36,6																																								
36,5																																								
36,4																																								
36,3																																								
36,2																																								
36,1																																								
36,0																																								
Zyklustag	1	2	3	4	5	6	7	8	9	10	11	12	13	14	15	16	17	18	19	20	21	22	23	24	25	26	27	28	29	30	31	32	33	34	35	36	37	38	39	40
Schleimstruktur																																								
Muttermund-Lage																																								
Mutter.-Festigkeit																																								
Verkehr																																								
Fruchtbare Tage																																								

Zyklustag	1	2	3	4	5	6	7	8	9	10	11	12	13	14	15	16	17	18	19	20	21	22	23	24	25	26	27	28	29	30	31	32	33	34	35	36	37	38	39	40

Besonderheit

	1	2	3	4	5	6	7	8	9	10	11	12	13	14	15	16	17	18	19	20	21	22	23	24	25	26	27	28	29	30	31	32	33	34	35	36	37	38	39	40
Monat/Jahr																																									
Datum																																									
Wochentag																																									
Messzeit																																									
Mittelschmerz																																									
Blutung																																									
38,0																																									
37,9																																									
37,8																																									
37,7																																									
37,6																																									
37,5																																									
37,4																																									
37,3																																									
37,2																																									
37,1																																									
37,0																																									
36,9																																									
36,8																																									
36,7																																									
36,6																																									
36,5																																									
36,4																																									
36,3																																									
36,2																																									
36,1																																									
36,0																																									
Zyklustag	1	2	3	4	5	6	7	8	9	10	11	12	13	14	15	16	17	18	19	20	21	22	23	24	25	26	27	28	29	30	31	32	33	34	35	36	37	38	39	40
Schleimstruktur																																									
Muttermund-Lage																																									
Mutter.-Festigkeit																																									
Verkehr																																									
Fruchtbare Tage																																									

Basaltemperatur

Zyklustag | 1 | 2 | 3 | 4 | 5 | 6 | 7 | 8 | 9 | 10 | 11 | 12 | 13 | 14 | 15 | 16 | 17 | 18 | 19 | 20 | 21 | 22 | 23 | 24 | 25 | 26 | 27 | 28 | 29 | 30 | 31 | 32 | 33 | 34 | 35 | 36 | 37 | 38 | 39 | 40

Besonderheit

	1	2	3	4	5	6	7	8	9	10	11	12	13	14	15	16	17	18	19	20	21	22	23	24	25	26	27	28	29	30	31	32	33	34	35	36	37	38	39	40
Monat/Jahr																																								
Datum																																								
Wochentag																																								
Messzeit																																								
Mittelschmerz																																								
Blutung																																								
38,0																																								
37,9																																								
37,8																																								
37,7																																								
37,6																																								
37,5																																								
37,4																																								
37,3																																								
37,2																																								
37,1																																								
37,0																																								
36,9																																								
36,8																																								
36,7																																								
36,6																																								
36,5																																								
36,4																																								
36,3																																								
36,2																																								
36,1																																								
36,0																																								
Zyklustag																																								
Schleimstruktur																																								
Muttermund-Lage																																								
Mutter.-Festigkeit																																								
Verkehr																																								
Fruchtbare Tage																																								

Basaltemperatur

Zyklustag 1 2 3 4 5 6 7 8 9 10 11 12 13 14 15 16 17 18 19 20 21 22 23 24 25 26 27 28 29 30 31 32 33 34 35 36 37 38 39 40

Besonderheit

	1	2	3	4	5	6	7	8	9	10	11	12	13	14	15	16	17	18	19	20	21	22	23	24	25	26	27	28	29	30	31	32	33	34	35	36	37	38	39	40
Monat/Jahr																																								
Datum																																								
Wochentag																																								
Messzeit																																								
Mittelschmerz																																								
Blutung																																								
38,0																																								
37,9																																								
37,8																																								
37,7																																								
37,6																																								
37,5																																								
37,4																																								
37,3																																								
37,2																																								
37,1																																								
37,0																																								
36,9																																								
36,8																																								
36,7																																								
36,6																																								
36,5																																								
36,4																																								
36,3																																								
36,2																																								
36,1																																								
36,0																																								
Zyklustag	1	2	3	4	5	6	7	8	9	10	11	12	13	14	15	16	17	18	19	20	21	22	23	24	25	26	27	28	29	30	31	32	33	34	35	36	37	38	39	40
Schleimstruktur																																								
Muttermund-Lage																																								
Mutter.-Festigkeit																																								
Verkehr																																								
Fruchtbare Tage																																								

Basaltemperatur

Zyklustag	1	2	3	4	5	6	7	8	9	10	11	12	13	14	15	16	17	18	19	20	21	22	23	24	25	26	27	28	29	30	31	32	33	34	35	36	37	38	39	40

Besonderheit

	1	2	3	4	5	6	7	8	9	10	11	12	13	14	15	16	17	18	19	20	21	22	23	24	25	26	27	28	29	30	31	32	33	34	35	36	37	38	39	40
Monat/Jahr																																								
Datum																																								
Wochentag																																								
Messzeit																																								
Mittelschmerz																																								
Blutung																																								
38,0																																								
37,9																																								
37,8																																								
37,7																																								
37,6																																								
37,5																																								
37,4																																								
37,3																																								
37,2																																								
37,1																																								
37,0																																								
36,9																																								
36,8																																								
36,7																																								
36,6																																								
36,5																																								
36,4																																								
36,3																																								
36,2																																								
36,1																																								
36,0																																								
Zyklustag	1	2	3	4	5	6	7	8	9	10	11	12	13	14	15	16	17	18	19	20	21	22	23	24	25	26	27	28	29	30	31	32	33	34	35	36	37	38	39	40
Schleimstruktur																																								
Muttermund-Lage																																								
Mutter.-Festigkeit																																								
Verkehr																																								
Fruchtbare Tage																																								

The temperature rows (38,0 – 36,0) are grouped under the vertical label **Basaltemperatur**.

Besonderheit

Zyklustag: 1 2 3 4 5 6 7 8 9 10 11 12 13 14 15 16 17 18 19 20 21 22 23 24 25 26 27 28 29 30 31 32 33 34 35 36 37 38 39 40

	1	2	3	4	5	6	7	8	9	10	11	12	13	14	15	16	17	18	19	20	21	22	23	24	25	26	27	28	29	30	31	32	33	34	35	36	37	38	39	40
Monat/Jahr																																								
Datum																																								
Wochentag																																								
Messzeit																																								
Mittelschmerz																																								
Blutung																																								
Basaltemperatur 38,0																																								
37,9																																								
37,8																																								
37,7																																								
37,6																																								
37,5																																								
37,4																																								
37,3																																								
37,2																																								
37,1																																								
37,0																																								
36,9																																								
36,8																																								
36,7																																								
36,6																																								
36,5																																								
36,4																																								
36,3																																								
36,2																																								
36,1																																								
36,0																																								
Zyklustag	1	2	3	4	5	6	7	8	9	10	11	12	13	14	15	16	17	18	19	20	21	22	23	24	25	26	27	28	29	30	31	32	33	34	35	36	37	38	39	40
Schleimstruktur																																								
Muttermund-Lage																																								
Mutter.-Festigkeit																																								
Verkehr																																								
Fruchtbare Tage																																								

Zyklustag	1	2	3	4	5	6	7	8	9	10	11	12	13	14	15	16	17	18	19	20	21	22	23	24	25	26	27	28	29	30	31	32	33	34	35	36	37	38	39	40

Besonderheit

Monat/Jahr																																								
Datum																																								
Wochentag																																								
Messzeit																																								
Mittelschmerz																																								
Blutung																																								
Basaltemperatur 38,0																																								
37,9																																								
37,8																																								
37,7																																								
37,6																																								
37,5																																								
37,4																																								
37,3																																								
37,2																																								
37,1																																								
37,0																																								
36,9																																								
36,8																																								
36,7																																								
36,6																																								
36,5																																								
36,4																																								
36,3																																								
36,2																																								
36,1																																								
36,0																																								
Zyklustag	1	2	3	4	5	6	7	8	9	10	11	12	13	14	15	16	17	18	19	20	21	22	23	24	25	26	27	28	29	30	31	32	33	34	35	36	37	38	39	40
Schleimstruktur																																								
Muttermund-Lage																																								
Mutter.-Festigkeit																																								
Verkehr																																								
Fruchtbare Tage																																								

Zyklustag | 1 | 2 | 3 | 4 | 5 | 6 | 7 | 8 | 9 | 10 | 11 | 12 | 13 | 14 | 15 | 16 | 17 | 18 | 19 | 20 | 21 | 22 | 23 | 24 | 25 | 26 | 27 | 28 | 29 | 30 | 31 | 32 | 33 | 34 | 35 | 36 | 37 | 38 | 39 | 40

Besonderheit

Monat/Jahr																																								
Datum																																								
Wochentag																																								
Messzeit																																								
Mittelschmerz																																								
Blutung																																								
Basaltemperatur 38,0																																								
37,9																																								
37,8																																								
37,7																																								
37,6																																								
37,5																																								
37,4																																								
37,3																																								
37,2																																								
37,1																																								
37,0																																								
36,9																																								
36,8																																								
36,7																																								
36,6																																								
36,5																																								
36,4																																								
36,3																																								
36,2																																								
36,1																																								
36,0																																								
Zyklustag	1	2	3	4	5	6	7	8	9	10	11	12	13	14	15	16	17	18	19	20	21	22	23	24	25	26	27	28	29	30	31	32	33	34	35	36	37	38	39	40
Schleimstruktur																																								
Muttermund-Lage																																								
Mutter.-Festigkeit																																								
Verkehr																																								
Fruchtbare Tage																																								

Zyklustag	1	2	3	4	5	6	7	8	9	10	11	12	13	14	15	16	17	18	19	20	21	22	23	24	25	26	27	28	29	30	31	32	33	34	35	36	37	38	39	40
Besonderheit																																								

	1	2	3	4	5	6	7	8	9	10	11	12	13	14	15	16	17	18	19	20	21	22	23	24	25	26	27	28	29	30	31	32	33	34	35	36	37	38	39	40
Monat/Jahr																																								
Datum																																								
Wochentag																																								
Messzeit																																								
Mittelschmerz																																								
Blutung																																								
Basaltemperatur 38,0																																								
37,9																																								
37,8																																								
37,7																																								
37,6																																								
37,5																																								
37,4																																								
37,3																																								
37,2																																								
37,1																																								
37,0																																								
36,9																																								
36,8																																								
36,7																																								
36,6																																								
36,5																																								
36,4																																								
36,3																																								
36,2																																								
36,1																																								
36,0																																								
Zyklustag	1	2	3	4	5	6	7	8	9	10	11	12	13	14	15	16	17	18	19	20	21	22	23	24	25	26	27	28	29	30	31	32	33	34	35	36	37	38	39	40
Schleimstruktur																																								
Muttermund-Lage																																								
Mutter.-Festigkeit																																								
Verkehr																																								
Fruchtbare Tage																																								

Zyklustag 1 2 3 4 5 6 7 8 9 10 11 12 13 14 15 16 17 18 19 20 21 22 23 24 25 26 27 28 29 30 31 32 33 34 35 36 37 38 39 40

Besonderheit

Monat/Jahr																																									
Datum																																										
Wochentag																																										
Messzeit																																										
Mittelschmerz																																										
Blutung																																										
38,0																																										
37,9																																										
37,8																																										
37,7																																										
37,6																																										
37,5																																										
37,4																																										
37,3																																										
37,2																																										
37,1																																										
37,0																																										
36,9																																										
36,8																																										
36,7																																										
36,6																																										
36,5																																										
36,4																																										
36,3																																										
36,2																																										
36,1																																										
36,0																																										
Zyklustag	1	2	3	4	5	6	7	8	9	10	11	12	13	14	15	16	17	18	19	20	21	22	23	24	25	26	27	28	29	30	31	32	33	34	35	36	37	38	39	40
Schleimstruktur																																										
Muttermund-Lage																																										
Mutter.-Festigkeit																																										
Verkehr																																										
Fruchtbare Tage																																										

Basaltemperatur

Zyklustag	1	2	3	4	5	6	7	8	9	10	11	12	13	14	15	16	17	18	19	20	21	22	23	24	25	26	27	28	29	30	31	32	33	34	35	36	37	38	39	40

Besonderheit

	1	2	3	4	5	6	7	8	9	10	11	12	13	14	15	16	17	18	19	20	21	22	23	24	25	26	27	28	29	30	31	32	33	34	35	36	37	38	39	40
Monat/Jahr																																								
Datum																																								
Wochentag																																								
Messzeit																																								
Mittelschmerz																																								
Blutung																																								
38,0																																								
37,9																																								
37,8																																								
37,7																																								
37,6																																								
37,5																																								
37,4																																								
37,3																																								
37,2																																								
37,1																																								
37,0																																								
36,9																																								
36,8																																								
36,7																																								
36,6																																								
36,5																																								
36,4																																								
36,3																																								
36,2																																								
36,1																																								
36,0																																								
Zyklustag	1	2	3	4	5	6	7	8	9	10	11	12	13	14	15	16	17	18	19	20	21	22	23	24	25	26	27	28	29	30	31	32	33	34	35	36	37	38	39	40
Schleimstruktur																																								
Muttermund-Lage																																								
Mutter.-Festigkeit																																								
Verkehr																																								
Fruchtbare Tage																																								

Basaltemperatur

Zyklustag	1	2	3	4	5	6	7	8	9	10	11	12	13	14	15	16	17	18	19	20	21	22	23	24	25	26	27	28	29	30	31	32	33	34	35	36	37	38	39	40

Besonderheit

	1	2	3	4	5	6	7	8	9	10	11	12	13	14	15	16	17	18	19	20	21	22	23	24	25	26	27	28	29	30	31	32	33	34	35	36	37	38	39	40
Monat/Jahr																																								
Datum																																								
Wochentag																																								
Messzeit																																								
Mittelschmerz																																								
Blutung																																								
38,0																																								
37,9																																								
37,8																																								
37,7																																								
37,6																																								
37,5																																								
37,4																																								
37,3																																								
37,2																																								
37,1																																								
37,0																																								
36,9																																								
36,8																																								
36,7																																								
36,6																																								
36,5																																								
36,4																																								
36,3																																								
36,2																																								
36,1																																								
36,0																																								
Zyklustag	1	2	3	4	5	6	7	8	9	10	11	12	13	14	15	16	17	18	19	20	21	22	23	24	25	26	27	28	29	30	31	32	33	34	35	36	37	38	39	40
Schleimstruktur																																								
Muttermund-Lage																																								
Mutter.-Festigkeit																																								
Verkehr																																								
Fruchtbare Tage																																								

Basaltemperatur

Zyklustag	1	2	3	4	5	6	7	8	9	10	11	12	13	14	15	16	17	18	19	20	21	22	23	24	25	26	27	28	29	30	31	32	33	34	35	36	37	38	39	40

Besonderheit

Monat/Jahr

Datum

Wochentag

Messzeit

Mittelschmerz

Blutung

Basaltemperatur

38,0
37,9
37,8
37,7
37,6
37,5
37,4
37,3
37,2
37,1
37,0
36,9
36,8
36,7
36,6
36,5
36,4
36,3
36,2
36,1
36,0

Zyklustag: 1 2 3 4 5 6 7 8 9 10 11 12 13 14 15 16 17 18 19 20 21 22 23 24 25 26 27 28 29 30 31 32 33 34 35 36 37 38 39 40

Schleimstruktur

Muttermund-Lage

Mutter.-Festigkeit

Verkehr

Fruchtbare Tage

Zyklustag	1	2	3	4	5	6	7	8	9	10	11	12	13	14	15	16	17	18	19	20	21	22	23	24	25	26	27	28	29	30	31	32	33	34	35	36	37	38	39	40

Besonderheit

Monat/Jahr																																								
Datum																																								
Wochentag																																								
Messzeit																																								
Mittelschmerz																																								
Blutung																																								

Basaltemperatur

38,0																																								
37,9																																								
37,8																																								
37,7																																								
37,6																																								
37,5																																								
37,4																																								
37,3																																								
37,2																																								
37,1																																								
37,0																																								
36,9																																								
36,8																																								
36,7																																								
36,6																																								
36,5																																								
36,4																																								
36,3																																								
36,2																																								
36,1																																								
36,0																																								

Zyklustag	1	2	3	4	5	6	7	8	9	10	11	12	13	14	15	16	17	18	19	20	21	22	23	24	25	26	27	28	29	30	31	32	33	34	35	36	37	38	39	40
Schleimstruktur																																								
Muttermund-Lage																																								
Mutter.-Festigkeit																																								
Verkehr																																								
Fruchtbare Tage																																								

Zyklustag 1 2 3 4 5 6 7 8 9 10 11 12 13 14 15 16 17 18 19 20 21 22 23 24 25 26 27 28 29 30 31 32 33 34 35 36 37 38 39 40

Besonderheit

	Zyklustag	1	2	3	4	5	6	7	8	9	10	11	12	13	14	15	16	17	18	19	20	21	22	23	24	25	26	27	28	29	30	31	32	33	34	35	36	37	38	39	40
	Monat/Jahr																																								
	Datum																																								
	Wochentag																																								
	Messzeit																																								
	Mittelschmerz																																								
	Blutung																																								
Basaltemperatur	38,0																																								
	37,9																																								
	37,8																																								
	37,7																																								
	37,6																																								
	37,5																																								
	37,4																																								
	37,3																																								
	37,2																																								
	37,1																																								
	37,0																																								
	36,9																																								
	36,8																																								
	36,7																																								
	36,6																																								
	36,5																																								
	36,4																																								
	36,3																																								
	36,2																																								
	36,1																																								
	36,0																																								
	Schleimstruktur																																								
	Muttermund-Lage																																								
	Mutter.-Festigkeit																																								
	Verkehr																																								
	Fruchtbare Tage																																								

Zyklustag	1	2	3	4	5	6	7	8	9	10	11	12	13	14	15	16	17	18	19	20	21	22	23	24	25	26	27	28	29	30	31	32	33	34	35	36	37	38	39	40

Besonderheit

	1	2	3	4	5	6	7	8	9	10	11	12	13	14	15	16	17	18	19	20	21	22	23	24	25	26	27	28	29	30	31	32	33	34	35	36	37	38	39	40
Monat/Jahr																																								
Datum																																								
Wochentag																																								
Messzeit																																								
Mittelschmerz																																								
Blutung																																								
38,0																																								
37,9																																								
37,8																																								
37,7																																								
37,6																																								
37,5																																								
37,4																																								
37,3																																								
37,2																																								
37,1																																								
37,0																																								
36,9																																								
36,8																																								
36,7																																								
36,6																																								
36,5																																								
36,4																																								
36,3																																								
36,2																																								
36,1																																								
36,0																																								
Zyklustag	1	2	3	4	5	6	7	8	9	10	11	12	13	14	15	16	17	18	19	20	21	22	23	24	25	26	27	28	29	30	31	32	33	34	35	36	37	38	39	40
Schleimstruktur																																								
Muttermund-Lage																																								
Mutter.-Festigkeit																																								
Verkehr																																								
Fruchtbare Tage																																								

Basaltemperatur

Zyklustag 1 2 3 4 5 6 7 8 9 10 11 12 13 14 15 16 17 18 19 20 21 22 23 24 25 26 27 28 29 30 31 32 33 34 35 36 37 38 39 40

Besonderheit

	1	2	3	4	5	6	7	8	9	10	11	12	13	14	15	16	17	18	19	20	21	22	23	24	25	26	27	28	29	30	31	32	33	34	35	36	37	38	39	40
Monat/Jahr																																								
Datum																																								
Wochentag																																								
Messzeit																																								
Mittelschmerz																																								
Blutung																																								
Basaltemperatur 38,0																																								
37,9																																								
37,8																																								
37,7																																								
37,6																																								
37,5																																								
37,4																																								
37,3																																								
37,2																																								
37,1																																								
37,0																																								
36,9																																								
36,8																																								
36,7																																								
36,6																																								
36,5																																								
36,4																																								
36,3																																								
36,2																																								
36,1																																								
36,0																																								
Zyklustag	1	2	3	4	5	6	7	8	9	10	11	12	13	14	15	16	17	18	19	20	21	22	23	24	25	26	27	28	29	30	31	32	33	34	35	36	37	38	39	40
Schleimstruktur																																								
Muttermund-Lage																																								
Mutter.-Festigkeit																																								
Verkehr																																								
Fruchtbare Tage																																								

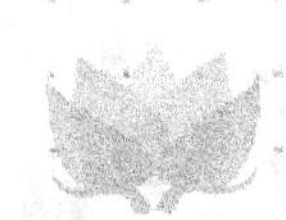

Ihnen hat dieses Buch gefallen und weitergeholfen?

Dann freue ich mich sehr über eine Bewertung des Buches.

Sie haben einen Verbesserungsvorschlag oder eine Anregung für ein spezielles Eintragbuch, dass sie noch vermissen?
Ich freue mich über Ihre Nachricht:
kontakt.nomedia@gmail.com